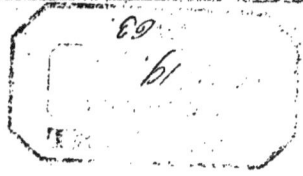

EAUX MINÉRALES

FERRUGINEUSES - IODÉES

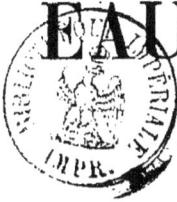

DE

Saint-Denys-lez-Blois

(LOIR-ET-CHER.)

———

ÉTABLISSEMENT HYDROTHÉRAPIQUE.

———

COMPTE - RENDU MÉDICAL

Année 1862

1863

CONSIDÉRATIONS GÉNÉRALES

ET

COMPTE - RENDU MÉDICAL

De l'année 1862.

———

Blois, le 15 mars 1863.

MONSIEUR ET TRÈS HONORÉ CONFRÈRE,

Chargé, depuis un an, de la direction du service médical de l'Etablissement hydrothérapique de Saint-Denis-lez-Blois, je viens vous rendre compte des résultats obtenus, et que vous pouvez connaître, en partie, par les clients que vous nous avez adressés.

Permettez-moi d'abord de vous rappeler brièvement les principales ressources fournies à la thérapeutique par l'emploi rationnel de l'eau, administrée sous forme de bains, de lotions, de douches, etc., etc., à différentes températures.

Sans doute, l'eau est le principal agent de la médication hydrothérapique; mais plusieurs agents auxiliaires, soit isolés, soit diversement combinés, lui prêtent un concours précieux, et modifient les résultats du traitement au gré du médecin, suivant les indications particulières.

Tels sont : le régime , l'exercice — qui comprend la gymnastique, — le massage, l'électricité, et surtout la sudation — bain de vapeur.

Les médicaments pharmaceutiques ne sont point exclus du traitement hydriatrique ; et les eaux minérales , en boisson, y trouvent souvent leur indication.

L'hydrothérapie, loin de constituer un système exclusif, ayant la prétention de se substituer à la thérapeutique habituelle, n'est donc qu'une arme de plus pour combattre la maladie. Arme puissante, il est vrai. et qui, pour cette raison, ne doit être confiée qu'à des mains exercées.

Aussi voit-on échouer le plus souvent ces traitements par à peu près, cette hydrothérapie domestique, où l'on se borne à quelques lotions ou affusions pratiquées sans discernement, et qui méritent tout au plus le nom de soins hygéniques.

Il en est tout autrement dans les établissements spéciaux, où le traitement de chaque jour est subordonné à l'indication du moment, où les nombreux modes d'administration de l'eau sont déterminés par l'état particulier de chaque malade. C'est là seulement que s'observent ces guérisons auxquelles peut à peine croire le médecin qui n'en a pas été témoin.

L'on s'en étonnerait moins cependant, si l'on songeait au rôle important de l'état organique et fonctionnel de la peau dans l'état de santé et dans la production des maladies. Le refroidissement de l'enveloppe cutanée ne figure-t-il pas au nombre des causes de presque toutes les

affections, légères ou graves ? Or, l'hydrothérapie a pré-
cisément pour champ de manœuvre cette vaste surface,
sur laquelle elle agit de la même façon qu'agirait, par
exemple, une ventouse ou un sinapisme recouvrant tout
le corps. Elle produit des modifications très grandes et très
diverses dans la circulation capillaire générale, sanguine
et lympatique, et par suite dans la nutrition, dans l'ab-
sorption, les sécrétions, modifications dont le médecin
est libre de choisir et de déterminer la nature, l'énergie,
la durée.

L'eau froide, en contact avec la peau, peut produire
deux effets, non seulement différents , mais tout-à-fait
contraires.

Son action est *réfrigérante, sédative,* ou elle est, au
contraire, *excitante.*

Dans le premier cas, l'eau agit par sa température
basse, par le mode d'application : immersion, bain,
affusion, enveloppement dans des linges mouillés ; et
enfin, par la continuité et la durée de l'application. Trop
longue, elle peut macérer les tissus, y éteindre toute vitalité ; trop courte, elle peut être suivie d'une réaction qui
détruit l'effet sédatif. C'est à la sagacité du médecin de
fixer la limite.

Dans le second cas, l'eau n'agit plus par elle-même,
mais par la réaction vitale qu'elle provoque, et qu'il im-
porte d'activer par l'exercice. Plus l'eau est froide, plus
la force avec laquelle elle frappe les tissus est considérable (douches) ; plus la durée de l'application est

courte, et plus l'excitation désirée est puissante. Quelques secondes de plus ou de moins peuvent faire varier le résultat, qui dépend de la force de réaction de chaque sujet.

Quant aux adjuvants de la médication hydrothérapique, l'influence du *régime* est d'autant plus grande que généralement l'appétit est stimulé par le traitement et l'exercice.

Exercice gradué, modéré, presque toujours utile, souvent indispensable. L'établissement de Saint-Denys possède, à cet effet, un gymnase ordinaire complet et un appareil pour la gymnastique de chambre.

On sait que le *massage* consiste dans le pétrissage des parties musculaires du corps, les tractions méthodiques des articulations, dans le but de donner à celles-ci de la souplesse et d'exciter la vitalité de la peau et des tissus sous-jacents, en activant la circulation capillaire. On pourrait dire que c'est un exercice passif, agent auxiliaire d'un grand secours chez les malades trop faibles pour prendre de l'exercice actif.

Dans la *sudation*, le calorique peut agir comme excitant spécial, comme révulsif, comme spoliatif ou comme dépuratif. Chacun le conçoit.

Le bain de vapeur est souvent suivi de l'immersion dans une piscine d'eau froide, ou d'une douche froide ; et de ce contraste résulte une sensation de bien-être, de vigueur inexprimable. L'eau froide rend alors à la peau sa tonicité et son élasticité.

Les effets multiples de l'hydrothérapie en font évidemment un modificateur hygiénique de premier ordre, appelé à contrebalancer l'influence pernicieuse des occupations sédentaires, des veilles prolongées, des excès de toutes sortes, d'une aération insuffisante, *malaria urbana* de notre confrère et ami Bourguignon.

Mais, en outre, l'hydrothérapie fournit au médecin et aux malades :

Une médication *antiphlogistique*, utile dans les cas d'inflammation superficielle ou profonde, les brûlures, l'érysipèle, les contusions, les plaies, les blessures par armes de guerre, certaines ophthalmies, le rhumatisme, la goutte.

Une médication *hémostatique*. Tout le monde connaît l'action hémostatique directe du froid. Mais il a aussi une action indirecte, révulsive, dérivative, suivant son mode d'application loin de l'organe qui est le siége de l'hémorrhagie, sur une partie dans laquelle il excite un afflux sanguin, une congestion réactive.

Une médication *sédative*. Action réfrigérante, calmante, dont on tire un utile parti dans la fièvre typhoïde, la chorée, l'hystérie, les affections spasmodiques névralgiques.

Une médication *tonique reconstituante*, qui triomphe du lymphatisme, de la scrofule, de la chlorose, de l'anémie, des pertes séminales, de l'incontinence d'urine, des affections chroniques en général.

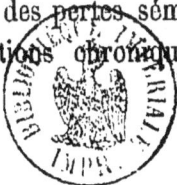

La congestion chronique de la moëlle épinière, souvent confondue avec la myélite ou le ramolissement inflammatoire, est une affection asthénique qui survient chez des individus débilités, et que l'influence tonique reconstituante de l'eau froide améliore toujours, guérit quelque fois.

Cette médication trouve à Saint-Denys-les-Blois un auxiliaire très puissant dans les eaux *ferrugineuses iodées* qui coulent au pied de l'établissement (1).

Dans les convalescences trop lentes à s'établir franchement, après les maladies aiguës, de longue durée, et lorsqu'il s'agit de combattre ces états de langueur qui accompagnent trop souvent l'évolution de la puberté, rien ne peut remplacer l'influence tonique reconstituante de l'hydrothérapie.

Une médication *excitatrice*, qui amoindrit ou détruit des

(1) *Analyse chimique de* M. O. Henry, *membre de l'Académie de Médecine.*

PRINCIPES MINÉRALISATEURS.	SOURCE MEDICIS.	SOURCE RENEAULME.	SOURCE HENRI IV.
Température.	13° centig. . . .	14° centig. . . .	14° centig. 5.
Acide carbonique libre.	1|8° du volume.	1|8° du volume.	1|6° du volume.
	GRAMMES.	GRAMMES	GRAMMES.
Bicarbonates { de Chaux, ...	0, 134	0, 150	0, 370.
{ de Magnésie	0, 127 . . .	0, 030	0, 030.
Chlorure de Sodium.	0, 026	0, 170	0, 162.
Iodure } Alcalins.	Traces sensibles	Traces sensibles	Traces sensibles
Azotate }			
Sels de Potasse } Crenatés.	0, 054	0, 060	0, 060.
Sels de Chaux }			
Sel ammoniacal.	Légers indices.	Légers indices.	Légers indices.
Sulfates-Anhydres { de Soude }	0, 018	0, 070	0, 035.
{ de Chaux }			
Acide Silicique, Silice, Alumine. . . .	0, 007	0, 007	0, 044.
Oxide de fer { Crenaté. }	0, 045	0, 057	0, 056.
{ Carbonaté }			
Principe arsenical dans les dépôts ocracés.	Indices. . . .	Indices. . . .	Indices.
Total.	0, 311	0, 518	0, 767.

paralysies de différentes natures, lorsqu'elles ne sont pas trop anciennes et ne sont pas le résultat d'altérations profondes du système nerveux central. Qui ne se rappelle, à ce sujet, l'observation si intéressante communiquée, l'année dernière, à la Société d'hydrologie par le Dr Bourguignon? Nous possédons un fait presque complètement identique.

Une médication *révulsive*, dans les cas de congestion d'un organe, névralgies, état nerveux général, rhumatisme musculaire, hypochondrie, maladies chroniques du tube digestif.

L'asthme est souvent l'effet d'une congétion pulmonaire, qui cesse par l'action révulsive de la douche.

Une médication *résolutive*, très puissante contre l'obésité, les fluxions et les congestions chroniques, les hypérémies, les hydropisies, les engorgements du foie, de la rate, des reins, des organes de la génération, des articulations.

Les congestions chroniques de l'utérus, les engorgements avec déviation — chacun étant à la fois cause et effet — et souvent accompagnés d'ulcérations, cèdent habituellement au traitement hydrothérapique; et en même temps disparaissent ces accidents histériques, cet état nerveux protéiforme, la stérilité, qui ne sont que le résultat de la déviation ou de l'état anormal de l'utérus, et qui passent trop souvent encore pour la maladie principale ou unique.

Ces engorgements chroniques coïncident avec un état anémique et sont aggravés par les émissions sanguines, qui paraissent produire quelquefois une amélioration locale momentanée, mais altèrent pour longtemps la constitution. L'hydrothérapie en amène la résolution en même temps qu'elle combat l'anémie par son action tonique reconstituante, et prévient ainsi les récidives.

On l'a vu triompher de l'hydropisie des articulations, des tumeurs blanches, des ankiloses incomplètes.

Une médication *sudorifique*, *altérante* et *dépurative*. Des rapports très étroits lient entre elles les fonctions de de la peau et celles des principaux organes, de sorte qu'on a souvent occasion de recourir à la sudation.

« La médication sudorifique spoliative fait, dans beaucoup de cas, partie intégrante de la médication résolutive : elle fait la base du traitement de l'obésité ; elle favorise singulièrement la resorption des liquides épanchés, soit dans le tissu cellulaire, soit dans certaines cavités closes. » (L. Fleury.)

» C'est surtout dans les maladies chroniques constitutionnelles, que l'emploi des sudorifiques est indiqué (syphilis, goutte, rhumatisme). En favorisant la tendance vers la peau, les sudorifiques présentent à chaque instant le sang et les produits morbides qu'il contient au plus vaste émonctoire de l'économie, et chaque jour, à chaque instant, un peu de la cause morbifique est éliminée. » (Trousseau et Pidoux.)

C'est là ce qui constitue la dépuration.

Médication *anti-périodique*, contre les maladies intermittentes.

« Quelquefois les accès ont été prévenus par des affusions pratiquées environ une heure avant l'époque pré-
sumée de leur retour, et la maladie a été complètement
guérie après quatre ou cinq affusions de ce genre.»

Ainsi parlait Currie, et l'expérience de chaque jour
prouve la vérité de cette assertion.

Sans un atôme de sulfate de quinine, l'hydrothérapie
guérit — et guérit sans retour — la fièvre intermittente,
opère la résolution de l'engorgement splénique ou hépa-
tique, et détruit rapidement la cachexie paludéenne.

Les fièvres intermittentes, qui ont résisté au sulfate de
quinine et au quinquina, comme il nous en vient parfois
de l'Algérie, ne résistent pas davantage au traitement hydriatrique.

On conçoit que de la réunion, de la combinaison deux
à deux, trois à trois, de ces diverses médications, il
puisse résulter des effets complexes très avantageux, et
qu'il serait impossible d'attendre des divers agents de la
matière médicale.

L'hydrothérapie met en jeu tel ou tel appareil fonctionnel, et constitue une thérapeutique physiologique,
capable de transformer les constitutions et les tempéra-
ments, et d'opérer sur l'homme ce qu'on nomme l'*en-
traînement* chez les animaux.

Grâce à ces nombreuses modifications d'action, il est
vraiment peu de contre-indications capables de priver

rationnellement les malades de la puissante ressource qui leur est offerte et qui a déjà rendu tant et de si grands services. Sans doute, on n'exposera pas à l'action de l'eau froide des patients atteints de maladies organiques du cœur, ou de phthisie aiguë ; mais les palpitations nerveuses, les phthisies chroniques, lymphatiques, scrofuleuses, ne peuvent éprouver que de bons effet de l'hydrothérapie, au moyen de laquelle le fond de la constitution peut être modifié de manière à arrêter ou du moins à ralentir la marche de la maladie.

La même transformation obtenue dans le mode de la nutrition générale, de l'assimilation, des sécrétions, est susceptible de détruire certaines complications, dans les cas de dégénérescence des tissus organiques, et d'en empêcher l'extension, le germe destructeur ne trouvant plus dans la constitution réformée un terrain propice à son développement.

Quant aux dermatoses, l'expérience n'a pas confirmé, jusqu'à présent, les espérances qu'il était permis de concevoir *à priori*. C'est sur la peau elle-même qu'agit primitivement l'hydrothérapie ; il était tout naturel de penser que les affections de la peau en recevraient directement l'influence médicatrice.

Or, les essais tentés en 1841, à l'hôpital Saint-Louis, n'ont pas eu de résultats satisfaisants, et notre expérience personnelle ne nous a rien appris à cet égard.

Aux agents de traitement proprement dits, et que

prescrit le médecin, s'ajoute nécessairement l'influence inévitable et considérable des *circumfusa* : modificateurs atmosphériques, météorologiques, géologiques.

Sous ce rapport, comme sous celui de son organisation matérielle (1), l'établissement de St-Denys ne laisse rien à désirer : localité salubre, site élevé sur le bord de la Loire, exposition au midi, sources abondantes, etc., etc.

Enfin, le voisinage de plusieurs châteaux historiques, offre aux convalescents des buts de promenades dans lesquelles l'esprit s'exerce autant que le corps, ce qui est une des conditions les plus favorables à la santé générale.

A ce point de vue, l'établissement de Saint-Denys constitue une *Maison de convalescence* de premier ordre.

Les résultats thérapeuthiques obtenus pendant l'année qui vient de s'écouler ont pleinement justifié nos espérances et plaident puissamment en faveur de l'hydrothérapie.

Ainsi, sur un chiffre de 100 malades, par exemple, reçus à l'établissement des Eaux minérales de Saint-Denys, 80 ont fait de l'hydrothérapie, dont 71 ont été guéris, la plupart radicalement, le plus petit nombre ayant obtenu une amélioration de leur santé à peu près équivalente à la guérison.

Des 9 malades restants, 5 ne pouvaient s'habituer à

---

(1) Il existe à Saint-Denys deux séries d'appareils hydrothérapiques, une pour chaque sexe.

la douche, par suite d'une excessive susceptibilité, ou peut-être d'une excessive pusillanimité; les 4 autres n'en obtenaient qu'un soulagement passager.

Sur les 80 malades traités par l'hydrothérapie, 66 ont bu en même temps de l'eau ferrugineuse, comme auxiliaire puissant de la médication tonique reconstituante.

Quant aux 20 restants, 14 se sont présentés plus ou moins exactement à la buvette ; 6 ont pris des bains. Ici, le traitement s'adressant à des états moins graves, a été aussi remarquablement heureux que dans le premier cas.

Les affections dont l'hydrothérapie a triomphé le plus merveilleusement entre nos mains sont : le rhumatisme chronique, les congestions viscérales, les engorgements chroniques, les troubles nerveux de toutes sortes, certaines paralysies légères, les gonflements et les roideurs des articulations, les fièvres intermittentes depuis longtemps rebelles à toute autre médication, l'anémie et la chlorose, l'incontinence d'urine.

La moitié de nos malades arrivaient dans un état réellement grave. Le quart était tout à fait impotent et devait être porté sous la douche, faute de pouvoir s'y rendre. Plusieurs malades atteints de sciatique double ont été dans ce cas.

Quelques-uns n'avaient pu quitter le lit depuis un an, 18 mois. Au bout de la première semaine de traitement, ces derniers marchaient appuyés sur les bras de deux domestiques. La semaine suivante, une canne leur suffisait.

Un élève de l'Ecole des Mines nous est arrivé péniblement supporté par deux béquilles, lequel deux jours après s'appuyait à peine sur notre bras, et le lendemain, se promenait d'un bout à l'autre de la terrasse, sa canne lui servant plus souvent de contenance que de point d'appui.

Ce jeune rhumatisant avait passé tout l'hiver dans une station d'eau thermale et n'en avait éprouvé aucun soulagement.

Si vous nous adressez des malades, Monsieur et très honoré Confrère, nous vous demandons la permission de modifier, suivant les circonstances, les prescriptions que vous pourrez leur avoir faites à l'avance : non-seulement l'intérêt de leur santé l'exige, mais encore il est bien juste que la responsabilité que nous acceptons soit fondée sur notre contrôle préalable.

Par les mêmes considérations, nous n'hésiterons pas à refuser d'admettre au traitement hydriatrique les personnes qui nous sembleront n'en devoir retirer aucun avantage.

Dr DUFAY,

Médecin des Prisons.

P. S. Toute demande de renseignements devra être adressée à M. le Gérant des Eaux minérales ferrugineuses de Saint-Denys-lez-Blois (Loir-et-Cher).

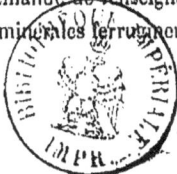

Blois. — Imp. LECESNE.